AF463671

LA VARIOLE

ET L'ALIÉNATION MENTALE

PENDANT LA GUERRE

LA VARIOLE

ET

L'ALIÉNATION MENTALE

PENDANT LA GUERRE

Par le Dr LAGARDELLE

MÉDAILLE D'ARGENT DE L'ACADÉMIE DE MÉDECINE DE PARIS
LAURÉAT DE LA SOCIÉTÉ MÉDICO-PSYCHOLOGIQUE
DIRECTEUR-MÉDECIN DE L'ASILE D'ALIÉNÉS DE MOULINS

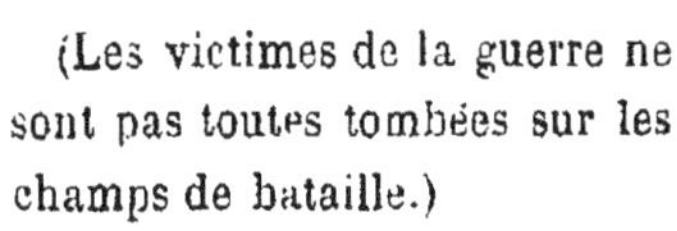
(Les victimes de la guerre ne sont pas toutes tombées sur les champs de bataille.)

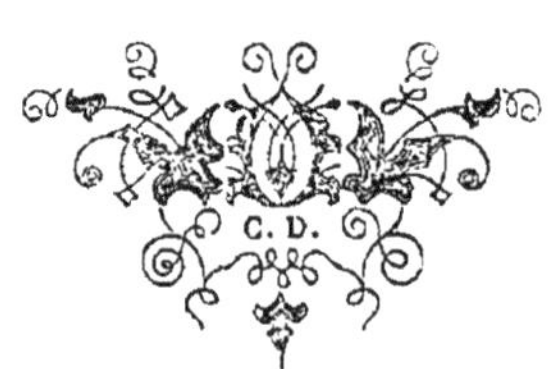

MOULINS

IMPRIMERIE DE C. DESROSIERS

1872

RAPPORT

SUR UNE ÉPIDÉMIE DE VARIOLE, QUI A RÉGNÉ, DEPUIS LE 10 OCTOBRE JUSQU'AU 15 DÉCEMBRE 1870, DANS L'ASILE D'ALIÉNÉS DE NIORT, PAR M. LE DOCTEUR LAGARDELLE, MÉDECIN EN CHEF DE L'ÉTABLISSEMENT.

Topographie.

L'asile d'aliénés de Niort est un quartier d'hospice construit en 1856, d'après les indications de Parchappe. Cet établissement, auquel on a donné le nom de Providence, bien mérité sous tous les rapports, et indiquant à juste titre sa destination, son but aussi bien que les raisons qui ont décidé sa construction, est situé au voisinage de l'hospice auquel il est intimement lié par son existence, son organisation, son fonctionnement. Les services généraux, les ateliers, servant les deux établissements, alimentés en grande partie par les aliénés, sont presque tous situés dans l'hospice.

Ces considérations qui constituent pour l'hospice un avantage au point de vue financier, n'en sont pas moins des causes incessantes, inévitables, de rapports journaliers, de contact de tous les instants entre les habitants des deux établissements.

L'asile découvert au sud, jouit très-heureusement du climat de Niort qui est un des meilleurs de France.

La Sèvre niortaise est le seul cours d'eau important qui coule dans la contrée. J'ajouterai toutefois que cette rivière contribue en partie à la formation d'une quantité considérable de canaux qui occupent une vaste étendue de terrain désignée sous le nom de Marais.

L'établissement est abondamment pourvu d'eau ; tous les quartiers, même les infirmeries situées au premier étage, possèdent des robinets.

L'eau est limpide, potable et de bonne qualité, elle est inodore, d'une saveur agréable, dissout le savon sans former de grumeaux, cuit les légumes secs ; elle tient en dissolution une proportion suffisante d'air, d'acide carbonique et de sels minéraux, et ne renferme aucune trace de matières organiques. Pour la rigueur scientifique, je dois ajouter que les eaux de Niort renferment un léger excès de bicarbonate et de sulfate de chaux, qui tient surtout à la qualité des terrains qu'elles traversent. Ce léger excès n'est nullement nuisible, tandis que l'absence complète de ces sels enlèverait à l'eau des qualités précieuses.

Ces eaux, dont nous sommes abondamment pourvus, sans être considérées comme types, au point de vue de la composition chimique, possèdent cependant les qualités physiques et hygiéniques qui les rendent propres à tous les usages.

L'air circule librement dans toutes les habitations de jour et de nuit, dont la ventilation ne laisse rien à désirer.

L'air et l'eau, ces deux éléments de premier ordre, dont les qualités et l'abondance sont indispensables dans tout établissement où il y a une agglomération quelquefois considérable d'individus, se trouvent ici dans les meilleures conditions hygiéniques.

Météorologie.

Les vents d'ouest et de sud-ouest qui règnent habituellement dans la contrée ont montré dès le début de l'épidémie une tendance marquée vers le nord-ouest.

L'été de 1870, remarquable par une sécheresse extrême et générale, s'est passé ici sans pluie, ni orage, et la chaleur très-supportable n'a été un peu forte que pendant quelques jours.

Cette sécheresse et cette absence absolue d'orages. ont été remplacées brusquement au début de l'épidémie par de grands vents, des pluies abondantes qui se sont continués pendant plus de 15 jours. C'étaient de véritables coups de temps qui se succédaient à des intervalles très-rapprochés, et ont pour ainsi dire présidé au développement de la maladie.

Le 24 octobre, de 7 à 9 heures du soir, nous avons admiré dans la dirction du nord une magnifique aurore boréale. Ce phénomène, très-rare dans nos contrées, s'est montré après un été exceptionnellement passé sans orage. L'épidémie n'a pas éprouvé un temps d'arrêt bien marqué dès l'apparition des froids rigoureux qui ont atteint pendant plusieurs jours une température de 12 à 15 degrés au-dessous de zéro.

Hygiène.

Les plans d'après lesquels l'asile a été construit, sont d'une simplicité extrême et d'une commodité qu'il eut été impossible de rendre plus parfaite : Deux rectangles adossés, séparés par le vestiaire, la cuisine, ses dépendances et le bâtiment central d'administration.

Le côté nord de ces rectangles est prolongé extérieurement pour constituer les quartiers des agités qui, sans être séparés des autres malades, en sont ainsi suffisamment éloignés, pour que le bruit de ces malheureux ne produise aucune perturbation, soit le jour, soit la nuit, dans les sections habitées par les aliénés paisibles.

Tous les quartiers contigus les uns aux autres, sont suffisamment divisés pour répondre à toutes les exigences des diverses affections qui sont traitées dans l'établissement. Des divisions spéciales, avec des préaux distincts, sont affectées aux pensionnaires de première et de deuxième classe, aux malades de l'infirmerie, aux tranquilles qui sont la plupart des travailleurs et occupent ce qu'on appelle le grand service, aux enfants et aux vieillards, aux agités, aux épileptiques et aux malpropres. Il y a donc huit divisions qui, quoique séparées, sont suffisamment rapprochées pour faciliter le service et la surveillance, et diminuer ainsi le personnel.

Tous les dortoirs sont cirés, d'une propreté remarquable, les lits possèdent des sommiers Tucker ; ceux des malpropres sont garnis de la manche en caoutchouc qui a déjà fait ses preuves dans plusieurs asiles.

Il y a dans toutes les habitations de nuit une moyenne de quinze à vingt mètres cubes d'air par personne.

La méthode de roulement pour les veilles, contribue à l'hygiène et au bien-être des malades qui respirent pendant la nuit un air moins vicié que dans les asiles où on ne prend pas cette mesure, qui me paraît de la plus haute importance. (Nous n'avons jamais sur toute la population, plus de cinq ou six malades qui se sont mouillés dans la nuit). Cette question d'hygiène a son importance et se lie directement pour le jour à l'installation des lieux d'aisances pour lesquels on a adopté ici le système des tinettes mobiles qui supprime tous les graves inconvénients des fosses autrefois existantes.

Le régime alimentaire est sain et suffisamment abondant ; un immense jardin produit des légumes et des fruits de première qualité qui sont consommés dans l'établissement.

D'après les prescriptions réglementaires, le régime gras est donné 5 fois par semaine.

Épidémies antérieures.

Depuis plusieurs années nous n'avons observé qu'une épidémie bénigne d'embarras gastrique avec diarrhée, survenue en août 1867, et l'année d'après, vers le mois de juillet, un assez grand nombre de cas de cholérine.

Dénomination

DE LA MALADIE ACTUELLEMENT EXISTANTE.

La variole est malheureusement trop connue pour qu'il y ait le moindre doute sur le diagnostic.

Cette maladie en devenant épidémique a montré d'une manière peut-être plus marquée, qu'en temps ordinaire, son caractère éminemment contagieux.

Histoire générale de l'épidémie.

Au commencement de septembre 1870, on avait établi un camp sur les bords de la Sèvre, dans le quartier du Vivier où se trouve la source qui fournit l'eau à la ville de Niort.

Peu de temps après, on apporta à l'hôpital un assez grand nombre de militaires, occupant ce camp, atteints de dyssenterie qui offrit dès le début tous les caractères d'une épidémie très-grave.

Bientôt, une des salles de l'hôpital fut entièrement remplie de ces malades.

On supprima ce camp et l'épidémie dyssentérique diminua de gravité et de fréquence.

L'hôpital n'était pas, à cette époque, organisé pour recevoir un grand nombre de malades ; aussi les mauvais effets de l'encombrement ne tardèrent pas à se faire sentir.

La variole qui régnait depuis longtemps à Paris avait déjà fait son apparition dans quelques contrées de la France, et il a fallu que des mobiles venus de la Corrèze, pour s'équiper, nous apportent les premiers germes de cette terrible épidémie, qui, pendant longtemps, a fait de cruels ravages.

Dès leur arrivée, en septembre, ces jeunes gens furent en grand nombre et les premiers atteints de variole.

Plusieurs salles de l'hôpital, remplies de ces malheureux, montrèrent bien vite le pénible tableau des cas pathologiques les plus graves et les plus menaçants.

La variole noire, l'infection purulente, la gangrène, la pourriture d'hôpital, les suppurations profondes, la fonte des yeux, etc., telles furent les effrayantes complications qui, s'ajoutant à une épidémie déjà si meurtrière, vinrent opposer leur puissance fatale aux efforts désespérés des médecins dont le dévouement et l'abnégation n'ont connu d'autres bornes que la maladie.

L'hôpital est bientôt devenu le foyer de l'épidémie. Les quartiers qui l'environnent ont été les premiers et les plus cruellement atteints.

L'asile était encore indemme ; mais les nombreux aliénés qui travaillaient à l'hospice et la marche de la maladie, m'imposèrent l'impérieux devoir de signaler le danger qui menaçait l'établissement.

Je ne pouvais malheureusement indiquer d'autre moyen, pour le conjurer, que des mesures radicales qui auraient notablement gêné l'hospice dont la population et les besoins augmentaient tous les jours.

La commission administrative, autorisée par M. le Préfet, après avoir entendu mes observations, accepta toute la responsabilité de ce qui devait survenir, et voulut avoir à l'hôpital tous les aliénés travailleurs dont on pourrait avoir besoin.

Depuis ce moment, et pendant tout le cours de l'épidémie, je puis dire que le nombre des aliénés qui ont travaillé à l'hospice, a été plus grand qu'en tout autre temps ; nos sœurs, nos frères eux-mêmes et nos infirmiers ont prêté un concours aussi dévoué qu'utile.

Ce n'estpas sans un travail considérable qu'on a pu, toujours à la hâte, installer des salles destinées à recevoir plus de cinq cents militaires malades ou blessés.

Le premier cas de variole s'est montré à l'asile, le 10 octobre, chez un malade qui travaillait, à l'hospice, à la confection des matelas.

L'épidémie s'est terminée, le 15 décembre, par le decès d'un frère qui surveillait les travailleurs de l'hospice.

Nous avons bien eu deux cas postérieurs à cette dernière date ; mais ils se sont montrés chez deux malades entrés quelques jours avant l'éruption. L'un s'est produit, en janvier, chez un malade venu de la Vienne ; l'autre, très-grave, en février, sur un aliéné venu de la Vendée.

Nos travailleurs de l'hôpital ont été les plus éprouvés ; je signalerai surtout les laveuses qui, presque toutes, ont eté atteintes soit de varioles à tous les degrés, soit de panaris, longs et difficiles à guérir.

La mortalité, par le fait de l'épidémie, n'a pas été très-considérable ; car sur 38 malades atteints, il n'y a eu que 4 décès.

Au commencement de janvier 1871, malheureusement un peu tard, l'administration a décidé le transfert de toutes les maladies contagieuses de l'hôpital, dans un établissement parfaitement approprié, situé à une petite distance de la ville.

Cette mesure, bien tardive, a produit un excellent effet ; c'est peut-être à elle que nous devons de n'avoir pas eu d'autres cas à l'asile.

Dans toutes les installations précipitées qui ont eu lieu, il semble qu'on n'avait qu'une idée, coucher des malades ; un but, dresser des dortoirs et des lits ; on oubliait ainsi un principe d'hygiène de premier ordre : je veux parler des habitations de jour. Quant au cubage des salles, il n'en était pas question.

La rigueur scientifique impose souvent au médecin la nécessité, l'obligation de froisser certaines susceptibilités administratives. Dans toutes les questions médicales, où l'hygiène joue un rôle déterminé, alors surtout qu'il s'agit d'établissements hospitaliers, il serait à propos, je crois, que l'administrateur fût doublé du médecin.

Dans cette période comprise entre le mois de septembre 1870 et mars 1871, la mort a frappé d'une façon terrible et détruit des familles entières en quelques jours, enlevé des milliers de personnes à la force de l'âge, celles surtout dont l'organisme renfermait la plus grande quantité de liquides.

ÉTIOLOGIE.

Les causes de l'épidémie se confondent souvent avec celles de la mortalité, quoique les décès ne soient pas toujours la conséquence de la maladie épidémique.

Quelles sont donc les causes qui ont amené de si grands désastres ? Il n'est guère possible de les énumérer toutes et surtout d'entrer, pour chacune d'elles, dans des considérations qui offriraient cependant quelqu'intérêt ; je dois me borner ici à signaler celles qui ont exercé la plus grande influence.

Je ne suivrai pas la plupart des auteurs dans leurs

classifications qui me paraissent plus théoriques que pratiques. Je n'admettrai que des causes générales et spéciales, divisées : les premières en physiques ou morales, et les secondes en individuelles ou locales.

La saison est une cause générale physique, dont l'influence ne me paraît pas bien évidente. L'hiver a été très-rigoureux, mais l'épidémie existait avant les grands froids, et je puis ajouter qu'elle a persisté malgré eux.

La cause physique générale qui a produit les plus grands ravages, qui a décimé les populations de la façon la plus épouvantable, c'est la guerre affreuse que nous avons subie, et que je considère comme le plus grand fléau qui puisse affliger l'humanité, car il a pour satellites obligés la contagion, l'épidémie, la peste, la misère et la famine.

La cruelle invasion dont nous avons été les victimes a eu pour conséquence matérielle fatale, inévitable, un immense mouvement de population, le désarroi dans la direction multiple de services nouveaux organisés à la hâte, l'oubli des règles de l'hygiène, dont on avait le plus grand besoin, l'alimentation irrégulière et insuffisante, les fatigues de toutes sortes, les souffrances imposées par un hiver exceptionnellement rigoureux, contre lequel on était mal défendu, les changements brusques de climat, d'habitudes, d'existence, la misère enfin sous les formes les plus pénibles et les plus meurtrières.

A ces causes que je viens d'indiquer sommairement, je dois ajouter, comme complément nécessaire, quelques considérations de la plus haute importance et d'un ordre plus élevé : je veux parler des causes morales.

Si les passions expansives ont joué un rôle assez limité, par contre, les passions tristes, éminemment dépressives, désignées avec quelque raison sous le nom de concentriques, ont été mises en jeu, excitées sans cesse par ces événements rapides qui frappaient à la fois la société, la patrie, la famille.

Les douleurs morales, si multiples, si variées ; le chagrin, le découragement, les revers accablants, ont fait de nombreuses victimes.

Lorsque l'ennemi comptait sur l'influence psychologique d'un bombardement, il commettait une grave erreur, en attribuant à une cause physique matérielle un effet moral qu'il croyait infaillible, la peur, qui est pourtant bien loin d'être la passion dominante du caractère français.

La peur, si elle a existé chez quelques-uns, a été bien vite étouffée par le pénible sentiment de la patrie foulée aux pieds, trahie ou trompée.

Peut-elle être comparée à la démoralisation qu'amènent les échecs auxquels nous avons encore peine à croire, tant ils ont été foudroyants et inattendus.

Il est démontré que parmi les vaincus, la mortalité des blessés et des malades est toujours plus grande que parmi les vainqueurs. En France, cette vérité est peut-être plus manifeste que partout ailleurs, et en dehors même des combattants, j'ai la certitude que les affreux ravages des épidémies sur nos populations auraient été notablement diminués, si nos armées eussent été victorieuses.

Les causes spéciales individuelles ayant trait à l'âge, au sexe, au tempérament, à la constitution, au caractère, aux habitudes, ne peuvent être bien appréciées que sur des statistiques faites sur une large échelle.

L'influence de ces causes est surtout manifeste et intéressante pour les cas particuliers, car elle s'est exercée plutôt dans l'éclosion, la marche de la maladie considérée en elle-même, que dans l'invasion de l'épidémie étudiée d'une manière générale.

Il n'en est pas de même des causes locales qui ont fourni à l'épidémie et à la mortalité un contingent d'autant plus grand que les conditions hygiéniques ont été moins observées.

La population flottante de la ville de Niort, ayant rapidement augmenté dans des proportions considérables, il en est résulté pour les habitations, bien suffisantes en temps ordinaire, de mauvaises conditions hygiéniques caractérisées surtout par l'encombrement inévitable et le mauvais état des locaux affectés sans préparation aux nouveaux arrivants. Les ambulances, installées avec précipitation, et je pourrais dire sans méthode, étaient la plupart privées d'habitation de jour. Cette critique, du reste, est applicable à un grand nombre d'établissements hospitaliers, où les malades, quel que soit leur état, sont condamnés à vivre exclusivement dans leur lit ou dans un dortoir. Le jour où on installera des réfectoires et des salles de récréation, j'ai la ferme conviction que la mortalité sera notablement diminuée, et que les épidémies exerceront de moins grands ravages.

Les conditions hygiéniques de cubage et de ventilation des habitations de nuit sont loin d'avoir été rigoureusement observées ; il est vrai qu'on s'est trouvé souvent dans la nécessité de loger dans des salles complétement insuffisantes, un nombre considérable de malades arrivant sans être même annoncés.

PROPHYLAXIE.

Apres l'énumération sommaire des causes qui ont amené de si grands désastres, je ne dirai que quelques mots des moyens insuffisants ou tardifs qui ont été employés pour préserver les personnes ou diminuer la gravité de l'affection une fois déclarée.

En première ligue, je dois parler de la revaccination qui a été pratiquée à Niort sur une très-grande échelle et qui, je l'avouerai, ne me paraît pas avoir fourni d'aussi brillants résultats qu'on a semblé le croire tout d'abord.

La revaccination a été pratiquée en grande partie au moyen de pustules prises sur des génisses; c'est le procédé que nous avons exclusivement employé dans l'établissement.

Depuis le moment où on a pratiqué toutes ces revaccinations, l'épidémie a continué à suivre une marche rapidement croissante; les cas de variole ont été de plus en plus nombreux, et la mortalité plus grande. Cette mesure prophylactique n'a donc pas arrêté le fléau.

J'ai acquis la certitude, en dehors de l'établissement, que plusieurs maladas revaccinés pendant la période prodromique de la variole, ont succombé. On a constaté un assez grand nombre de décès parmi des personnes revaccinées sans résultat, ainsi que chez d'autres qui avaient eu de belles pustules vaccinales.

Le temps d'arrêt qui s'est manifesté, et la période décroissante qui a suivi, ont eu lieu après l'installation du service des Fontenelles, ambulance située à trois kilomètres de la ville, destinée spécialement aux malades atteints d'affections épidémiques et contagieuses.

Les vaccinations pratiquées dans l'établissement, nous ont donné les résultats suivants, dont je puis garantir la rigoureuse exactitude :

Sur 110 hommes revaccinés, 17 seulement ont eu des pustules ; un de ces derniers a été atteint trois semaines après d'une variole confluente très-grave.

Sur 84 femmes revaccinées, 13 ont eu des pustules. Chez une femme, un mois après l'apparition de belles pustules vaccinales, il s'est déclaré un abcès froid à la partie latérale gauche du cou.

Les revaccinations ayant été pratiquées vingt jours après le début de notre épidémie, trois hommes et cinq femmes avaient déjà été atteints.

Notre population étant en moyenne de 448 habitants dont 380 malades, les résultats constatés depuis la revaccination se trouvent résumés dans le tableau suivant :

	REVACCINÉS.			NON REVACCINÉS.			OBSERVATIONS.
	hommes.	femmes.	Total.	hommes.	femmes.	Total.	
Atteints	7	9	16	9	5	14	Nous avons retranché les huit malades atteints avant la revaccination. Sur les quatre malades décédés, deux avaient été revaccinés.
Non atteints	103	75	178	96	136	232	
TOTAUX	110	84	194	105	141	246	

Ces résultats sont évidemment défavorables à la revaccination pratiquée pendant le cours d'une épidémie de variole ; mais les bases qui les ont fournis étant trop insuffisantes pour qu'on puisse en tirer une conclusion pratique, sérieuse, qui serait de la plus haute importance, je n'en regrette que davantage de ne pouvoir produire une statistique embrassant les faits nombreux qui ont été constatés en ville.

Après la cessation de l'épidémie variolique, nous avons eu un assez grand nombre d'érésypèles phlegmoneux de la face et du cuir chevelu. Quatre malades ont succombé à cette affection.

La mortalité, en dehors de l'épidémie, a été partout

beaucoup plus grande que les années précédentes. Les affections inflammatoires du tissu cellulaire, et surtout des séreuses, ont été nombreuses et très-graves.

SYMPTOMATOLOGIE.

La variole est une maladie malheureusement trop connue, du moins par ses caractères extérieurs ; il ne me parait pas nécessaire dans un rapport essentiellement pratique dont les limites ne sauraient dépasser les conditions cliniques les plus utiles, de faire une étude spéciale des symptômes de cette affection. Je me bornerai à reproduire quelques-unes des observations recueillies dans le service, par M. le Dr Malherbe, interne de l'établissement.

Observation 1re.

T.... J..., âgé de 42 ans, pensionnaire de la Vienne, entré le 27 juin 1870.

Affection mentale. — Manie intermittente avec hallucination et prédominance des idées hypocondriaques.

Cet homme tranquille depuis assez longtemps, travaillait à l'atelier de matelasserie, situé à l hospice où règne depuis plusieurs semaines une grave épidémie de variole. Depuis le 10 octobre, il se plaint de fatigue, de maux de tête, la langue est recouverte d'un enduit blanchâtre. Pas de fièvre. Il prend une purgation le 14 ; le 16 nous le trouvons couché : Il accuse de la douleur dans le côté gauche de la poitrine. Dyspnée légère, maux de tête, étourdissement, faiblesse. Il n'a éprouvé aucun frisson. Absence de douleurs de reins et de mal de gorge. Fièvre assez légère.

A l'auscultation, nous trouvons le poumon gauche engoué d'un léger épanchement à la base. Vésicatoire. Nous recommandons de le surveiller. Il a été vacciné.

Le lendemain 17 octobre, nous pouvons constater une éruption variolique de moyenne intensité. La fièvre est tombée. Le poumon gauche s'est dégagé, mais vers le milieu du poumon droit existe un engorgement assez considérable. Léger mal de gorge. Prescription Vésicatoire au niveau de la partie engouée. Tisanne tiède. Gargarisme à l'alun, 18, 19, 20, 21, 22, l'éruption suit son cours normal et ne présente rien de particulier à noter. 25 octobre, le malade va bien et demande à manger. 26 octobre, les pustules commencent à se dessécher. 30 octobre, la dessiccation est complète; le malade se lève.

Dans les premiers jours de novembre, cet homme est complétement guéri.

Observation 2.

B.... âgée de 48 ans. Entrée le 12 janvier 1862.

Cette femme travaille depuis très-longtemps à la buanderie. Elle a été vaccinée. Depuis le 15 octobre elle est prise de douleurs de reins, mal de gorge, enchiffrènement, langue chargée, fièvre considérable. En présence de ces symptômes prodromiques de la variole, et eu égard à l'embarras gastrique, nous prescrivons une purgation. (Sulfate de Magnésie.)

Le 16 octobre, la fièvre est un peu moins intense, les autres symptômes persistent. La gorge est toujours très-rouge, violentes douleurs de tête, étourdissements, faiblesse dans les jambes. Tisanne tiède, gargarisme aluminé. Après avoir conservé les jours suivants un caractère assez alarmant, ces phénomènes finissent par céder, et le 22, cette malade peut se lever ayant évité l'éruption variolique.

24, 25. Cette femme a peine à se remettre. La gorge est toujours rouge et douloureuse. Rétablie vers le 30.

N. B. — Aurions-nous eu à faire ici à un cas de variole désigné par quelques auteurs sous le nom de *Variola sine Variolis*, ou variole sans éruption?

Observation 3.

C.... E..., âgée de 23 ans. Entrée le 14 mai 1870.

Affection mentale. — Imbécilité.

Cette jeune fille travaille à la buanderie. A été vaccinée. Chez elle, il n'a pas été possible de constater le début de la période prodromique.

Le 19 octobre, au matin, nous notons une fièvre intense, 110 pulsations environ. Abattement considérable. Ce n'est qu'avec peine que l'on peut la tirer de son assoupissement. Elle se plaint surtout de la tête et des jambes. Pas de douleurs de reins. Rien du côté de la poitrine. Elle ne se souvient pas avoir eu de frissons. Langue très-chargée. Malgré l'absence de plusieurs symptômes importants, nous pensons avoir affaire à une variole. La malade est placée à l'infirmerie. Nous lui prescrivons une purgation.

20, même état, la médecine a peu agi. 21, l'éruption est arrivée dans la nuit du 20 au 21. Cette éruption menace d'être confluente. Pas de mal de gorge. Aucun symptôme alarmant du côté des poumons. La malade s'est un peu agitée. Tisanne tiède. Gargarisme aluminé. Mucilage de lin étendu sur la figure. 22, même état. 23, l'éruption s'est développée. La face entière est envahie. Fièvre moyenne. Selles abondantes, semi-diarrhéiques. La malade est difficile à soigner. Elle refuse de répondre. Elle se gargarise très-mal. 24, même état. Pustules dans la gorge, cautérisation au nitrate d'argent, les yeux ne sont pas douloureux. 25, même état. 26, quelques pustules au menton commencent à sécher, peu de fièvre, les yeux sont fermés, les pustules se sont élargies, on badigeonne la figure avec un mucilage de graine de lin. 27, 28. 29, même état. Il ne se montre pas de nouveaux symptômes fébriles.

30. La figure s'est légèrement désenflée, les yeux sont rouverts. A partir de ce moment la dessiccation se fait rapidement. L'appétit revient.

14 novembre. Les croutes sont presque complétement tombées. La convalescence peut être considérée comme terminée.

Observation 4.

G..... L...., Veuve Drochon, 55 ans, entrée le 5 mai 1869.

Affection mentale. — Démence, suite de manie chronique.

Cette femme travaille à la buanderie, souffrant depuis quelques jours de névralgies intercostales très-douloureuses ; elle était depuis le 20 à l'infirmerie, lorsque le 22, une éruption variolique, sans qu'on ait constaté chez elle d'autres symptômes prodromiques que ces névralgies intercostales qui avaient leur siége aux points antérieurs des dernières côtes. 22, l'éruption peu considérable, occupe le visage, les bras et surtout les épaules. Pas de fièvre, léger mal de gorge, tisanne chaude, gargarisme aluminé.

23. L'éruption a augmenté, les pustules existantes se sont élargies, pas de fièvre, mêmes prescriptions, Bouillon. 24, rien de particulier. L'appétit revient, et la malade demande à manger. 26 octobre, les pustules se dessèchent. La malade est levée.

29 octobre. La malade retourne dans son service.

Observation 5.

G... F..., âgée de 26 ans, entrée le 31 mai 1869.

Affection mentale. — Imbécillité.

Cette fille travaille à la buanderie. On n'a constaté chez elle aucuns symptômes avant la veille de l'éruption. Elle a présenté alors le soir de la courbature ; fatigue dans les membres inférieurs.

Dans la nuit du 21 au 22, elle dort assez bien, et le matin mange sa soupe avec appétit. Quelques heures après paraît l'éruption ; elle est surtout marquée à la poitrine et sur les bras. Au visage, les pustules sont espacées. Fièvre peu intense. Rien à la gorge, ni aux poumons. Tisane tiède. Gargarisme aluminé. Bouillon. 23 octobre. L'éruption a augmenté. Enchiffrènement, mal de gorge ; peu de fièvre. Mêmes prescriptions. 24, 25, rien de particulier. L'éruption suit son cours. 26, la gorge est douloureuse. On y constate quelques pustules. Cautérisation avec une solution de nitrate d'argent. Pas de fièvre. L'œil droit est fermé. 27, 28, même état 29, la dessiccation commence. L'œil est ouvert. Le mal de gorge a disparu. 31, la dessiccation est complète. La malade entre en convalescence. L'appétit est revenu.

Dans les premiers jours de novembre, la malade commence à se lever. 14 novembre, guérison complète.

Observation 6.

P..... J...., agé de 44 ans. Entré le 14 septembre 1856.

Affection mentale. — Idiotie.

Dans la journée du 22 octobre on s'aperçut que cet homme était souffrant. Toute la journée assis dans un coin, replié sur lui-même, il ne voulut rien prendre le soir.

23 octobre. Il présente une fièvre très-intense, plus de

100 pulsations. La peau est brûlante, la langue couverte d'un enduit blanchâtre épais. Il est impossible d'en tirer aucune parole ; mais à l'expression de sa figure, il est facile de voir qu'il souffre beaucoup. On lui prescrit une purgation. Le soir, cette purgation n'ayant pas agi, on donne un lavement avec 10 grammes de feuilles de senné et 10 grammes de sulfate de magnésie. Ce lavement reste aussi sans effet, et ce n'est qu'après un 2e lavement avec du sel marin, que l'on obtient des évacuations considérables. 24 octobre, fièvre toujours intense. La langue est moins chargée. Le malade paraît toujours beaucoup souffrir. Le front est brûlant. Sinapismes aux pieds: Tisane tiède. 25 octobre, apparition de l'éruption. L'éruption est discrète. On ne constate que quelques pustules sur la figure. Sur les épaules elles sont en plus grand nombre. Gargarisme aluminé. Tisane tiède. 26 octobre. mal de gorge. Pustules élargies. Fièvre moins forte. 27 octobre, la respiration paraît plus pénible. Il est impossible d'explorer la gorge. cet homme s'y refusant complètement. Il est impossible de lui faire suivre aucun traitement. 28 octobre, même état. 29, ce malade s'affaiblit. La respiration devient de plus en plus difficile. Cet homme succombe le 31 octobre.

Observation 7.

P..... J...., agé de 35 ans. Pensionnaire de la Vienne. Entré le 27 juin 1870.

Affection mentale. — Manie chronique.

Cet homme éprouvait un peu de malaise depuis quelques jours, lorsque le 23 au matin, il accusa un violent mal de tête, et des douleurs dans les jambes. Douleurs de reins peu accusées. Le pouls est assez fréquent, résistant. La langue est sale, couverte d'un enduit blanchâtre épais. On lui prescrit une purgation. 24 octobre.

la langue est moins chargée. Fièvre un peu moins intense. Le malade se plaint toujours de violentes douleurs dans la tête. Prescriptions. — Sinapismes aux jambes, tisane tiède. 25 octobre, même état le matin. Le soir apparaît l'éruption. Pustules petites, mal caractérisées au visage, on n'en observe que quelques-unes au menton, au front et autour du nez. Sur le corps où elles sont plus abondantes, elles se montrent avec tous leurs caractères bien marqués. 26 octobre, les pustules se sont élargies La fièvre est tombée, le mal de tête est à peu près disparu. 27, 28, 29, l'éruption suit son cours ordinaire. Il n'y a pas de fièvre, et le malade mange.

1er novembre. La dessiccation est commencée et marche rapidement.

Cet homme commence à se lever. Quelques jours après il retourne dans son service.

Observation 8.

M.... L...., âgée de 32 ans. (Gardienne).

Prise dans la nuit du 22 au 23 octobre de violentes douleurs dans la tête et les reins, nous constatons le 23 au matin, une fièvre violente. Pouls à 120 environ. Figure rouge, tête brûlante, abattement considérable. Dans la journée nausées, quelques vomissements bileux. Sinapismes le soir. 24. Même état. Etat saburral très-prononcé. La langue est recouverte d'un enduit blanc, jaunâtre. On prescrit 5 centigrammes de tartre stibié avec 1 gramme d'ipéca. 25 octobre. l'éruption a paru. Elle est très-discrète. Quelques pustules au visage. Elles sont plus nombreuses sur le corps. Le mal de tête a diminué. La fièvre est beaucoup moins forte. Tisane tiède. Bouillon.

26 et 27, même état. 28, des frissons et de la fièvre se sont montrés pendant la nuit. Le mal de tête est plus

intense. Toujours des douleurs de reins. 29, de nouvelles pustules se sont montrées aux jambes et sur les bras Nous notons un peu de fièvre. Il y a un léger abattement. Elle ne prend que de la tisane. 30 et 31, même état.

1er novembre. Il y a une légère amélioration. La fièvre est tombée. Les maux de tête ont disparu. Elle se plaint toujours des reins.

2 novembre. Les pustules sont presque toutes desséchées. L'appétit revient. On commence à donner des potages.

La convalescence se fait lentement. La malade a peine à se remettre. Elle est affaiblie. On prescrit du vin de quinquina. Elle reprend son service le 12, les forces s'étant améliorées sous l'influence du quinquina.

Observation 9.

T..... M...., âgée de 22 ans. Entrée le 28 avril 1869.

Affection mentale. — Manie avec périodes d'agitation violente.

Cette jeune fille a été prise dans la journée du 22 octobre de mal de tête, et de douleurs dans les jambes, Léger mouvement de fièvre. Embarras gastrique. 23, même état. Elle prend 20 grammes d'huile de ricin. 24, même état. Elle se plaint toujours de la tête et des jambes. L'éruption commence à paraître dans la nuit. 26, l'éruption a peine à se produire. Les boutons viennent pour ainsi dire les uns après les autres. Ils sont plus abondants sur les épaules. Gargarisme aluminé, tisane tiède. 28, l'éruption a fini par paraître complètement. Elle est confluente sur la figure, où les pustules sont petites. Celles que l'on remarque sur le corps sont beaucoup plus larges. Elles sont très-épaisses sur les bras. Fièvre de moyenne intensité. Il existe toujours des douleurs de tête et de reins. Elle se plaint surtout de ses jambes. La gorge est légèrement douloureuse. Gargarisme aluminé. Mucilage de lin sur la figure. 29 et 30, rien de particulier. 31, la dessiccation s'est déclarée tout-à-coup sur toute l'étendue de la figure. La fièvre est tombée. Les douleurs ont disparu. La malade demande à manger. On lui donne des potages.

Les jours suivants, l'amélioration continue ; et le 4 novembre elle se lève. Le 7, elle reste au lit, se plaignant de nouveau du mal de gorge. Elle a de la fièvre, tousse un peu. L'auscultation ne fait découvrir aucun phénomène morbide dans la poitrine. On prescrit une potion au sirop de tolu, et un gargarisme aluminé. Le 28 novembre, la fièvre a disparu, la gorge est peu douloureuse. Le 29, elle se lève, et la convalescence reprend son cours.

Observation 10.

M...., âgée de 17 ans.

Cette jeune fille est employée à la cuisine. Vaccinée. Elle est malade depuis le 24. Les prodromes ont consisté en une fièvre peu intense, de la douleur de tête, un peu de courbature. 26 octobre, l'éruption est sortie dans la matinée. Elle est discrète et a principalement son siége à l'angle de la mâchoire inférieure et sur les épaules. Les pustules sont larges et bien marquées. La fièvre est tombée, les douleurs de tête ont à peu près disparu. Le 25, elle s'était purgée avec une bouteille de limonade purgative. 27, l'éruption suit son cours ordinaire. Elle est discrète. Pas de fièvre. L'embarras gastrique est dissipé. La malade demande à manger. Quelques pustules se sont développées sur le front et les joues. Rien de particulier ne s'est présenté dans le courant de cette affection qui a été très-bénigne.

Cette jeune fille a repris son service le 8 novembre.

Observation 11.

M..... L...., âgé de 37 ans. Entré le 15 mars 1870. *Affection mentale.* — Prédominance des idées tristes. Le 28 octobre, cet homme nous dit souffrir depuis environ 4 jours. Jusqu'alors ce n'avait été que de la courbature ; mais en ce moment il éprouve un violent mal de tête, des douleurs de reins, il se plaint de la gorge, les yeux sont larmoyants. Embarras gastro-intestinal. La langue est recouverte d'un enduit blanchâtre très-prononcé. La face est congestionnée et la fièvre intense. On donne 40 grammes de sulfate de magnésie. 29, embarras gastrique moins prononcé ; les autres symptômes sont les mêmes. Dans la nuit, se sont montrés quelques frissons. Dans la soirée, les maux de tête étant devenus très-violents, on prescrit des sinapismes. 30, même état. 31, l'éruption fait son apparition Elle est de moyenne intensité. Cet homme, porté aux idées de tristesse par son affection morale, est très-abattu par sa nouvelle maladie. Sous l'influence de cette dépression, le délire survient rapidement.

1er novembre. L'état est le même. La fièvre est peu intense. Le délire a cessé. 2 novembre, réapparition du délire. Le pouls est redevenu plus fréquent. L'éruption ne présente aucun symptôme particulier. Dans l'après-midi, sous l'influence de son délire, il se lève, va se mettre la tête sous un robinet d'eau froide et de plus en avale un grand verre. Replacé immédiatement dans son lit, on s'occupe de le réchauffer.

3 novembre. Son état est alors très-grave. Une bronchite intense s'est déclarée. La respiration est difficile. Sous les pustules varioliques, on voit se former de petites échymoses qui, bientôt, s'étendent tout autour. C'est particulièrement au bras droit et sur le même côté de la poitrine que cette hémorrhagie interstilille est abon-

dante. Il est impossible de rien faire avaler au malade. La respiration s'embarrasse de plus en plus, et il succombe dans la soirée.

Observation 12.

W..... C..., âgée de 54 ans. Entrée le 2 mars 1859.

Affection mentale. — Manie chronique.

Cette personne a été prise, le 1er novembre, de mal de tête, de douleurs dans les reins et dans les jambes. Fièvre moyenne. On prescrit le soir des cataplasmes sinapisés aux jambes inférieures. 2 novembre, le mal de tête a augmenté, les douleurs de reins sont très-violentes, la face est rouge, les yeux larmoyants. Constipation. La langue est couverte d'un enduit blanchâtre épais. Fièvre intense. On prescrit du sulfate de magnésie. Tisane tiède. Sinapisme le soir.

3, sous l'influence de la purgation, les intestins se sont dégagés, le mal de tête est moins violent, la fièvre un peu moins forte, les douleurs de reins persistent. 4, Outre les autres symptômes, le mal de gorge se déclare. On constate seulement de la rougeur. Gargarisme à l'alun. 5, l'éruption apparaît, elle est discrète. La fièvre est tombée ; les maux de tète et de reins ont disparu. Il ne reste plus que de la courbature et un peu de mal de gorge. Les jours suivants, il ne se présente rien de particuler à noter. L'éruption suit sa marche ordinaire, et les pustules se dessèchent rapidement. Le 11 novembre, le malade entre en convalescence.

Observation 13.

B..... F...., âgé de 26 ans. Entré le 4 février 1864.

Affection mentale. — Idiotie.

Vacciné le 29 octobre, un bouton de vaccin s'était rapidement montré, lorsque le 4 novembre, à la suite de quelques frissons,il fut pris de douleurs de reins, de tête; il se plaignit aussi de souffrir dans les jambes. La langue est blanche, fièvre peu intense. On le purge avec du sulfate de magnésie le 5 novembre. 6, éruption discrète plus abondante. 7. aux symptômes précédents vient s'ajouter le mal de gorge, caractérisé par de la rougeur. Les amygdales sont enfléss, ainsi que la luette. Cautérisation au nitrate d'argent. Gargarisme aluminé.

8, l'éruption s'est dessinée davantage. Les pustules se sont élargies et ombiliquées. La fièvre continue. Le malade est assoupi. Il avale plus facilement. 9, même état. 10, même état. 11, amélioration notable. La fièvre est tombée. Quelques pustules commencentà se dessécher; le mal de gorge a disparu. 12, le malade accuse de l'appétit et commence à prendre des aliments solides. 13 novembre, cet homme se lève et entre en pleine convalescence.

Observation 14.

P...... C. .., âgé de 44 ans. Entré le 27 juin 1870.

Affection mentale. — Folie ambitieuse.

Cet homme présente un peu de courbature avec un léger mouvement fébrile. Il fut purgé le 3 novembre. Le 5, on s'aperçut de l'éruption sans qu'il y eut de prodromes marqués autres que ceux désignés ci-dessus. A peine de fièvre, pas de mal de gorge Les pustules sont bien marquées et ombiliquées. On prescrit du bouillon tiède et de la tisane Dès le 7, le malade mangeait, Le 9, la dessiccation commençait. Rien departiculier ne s'est présenté chez cet homme qui entrait le 13 en pleine convalescence.

Observation 15.

B.... A....., âgée de 18 ans, ouvrière au vestiaire.

Cette jeune fille travaille au vestiaire de l'asile. Elle a été amenée le 8 à l'infirmerie, alors que l'éruption s'était déjà montrée. Elle souffrait déjà depuis plusieurs jours, mais n'avait pas voulu se plaindre. Le 8, nous constatons de la fièvre, du mal de tête. L'éruption est discrète. La langue est blanche. Constipation. On prescrit un purgatif. Le soir, le mal de tête est moins fort; le 9, mêmes symptômes. L'éruption suit son cours. 10 novembre, léger mal de gorge, un peu de fièvre. 11, la fièvre est tombée. Les pustules commencent à se dessécher, la malade commence à se lever Le 14, la dessiccation est alors complète, et la convalescence est commencée.

Observation 16.

G..... H....., âgée de 21 ans. Entrée le 2 juin 1870.

Affection mentale. — Délire aigu généralisé.

Cette jeune fille a présenté, vers le commencement du mois, des maux de tête et de reins. Elle a accusé aussi quelques frissons. Le 8, on constate de la fièvre, la langue est blanche, les douleurs sont violentes; on lui prescrit une purgation. Les 9 et 10, continuation de la fièvre. 11 novembre, apparition des pustules. Il n'y en a que quelques-unes au bas du visage. C'est le corps qui est surtout le siége de l'éruption qui est du reste discrète. La fièvre est moins forte ; la tête fait encore mal ; mais les douleurs de reins ont disparu. 13, la fièvre est tombée. Il n'y a plus aucune douleur. La malade prend des potages. Rien de particulier les jours suivants. Le 17 novembre, la dessiccation s'opère rapidement, l'appétit est bon. Cette jeune fille entre en pleine convalescence.

Observation 17.

F..... G....., âgé de 37 ans. — Gardien à l'asile.

A été vacciné le 29 octobre 1870.

Cet homme a été pris, le 9 novembre, de douleurs dans les reins et dans la tête ; mais ce n'est que le 10, dans l'après-midi, qu'il est obligé de se mettre au lit. 11. nous constatons une fièvre moyenne. Il se plaint de la tête, des jambes, mais surtout des reins, disant qu'il lui est impossible de garder longtemps la même position dans son lit. Constipation. La langue est blanche. Pas de mal de gorge. On prescrit une purgation. Le soir, le mal de tête étant toujours violent, on lui met des synapismes aux jambes.

12 novembre, même état le matin. Dans la soirée, début de l'éruption. La figure est couverte de taches rouges. Elles sont moins nombreuses sur le corps. Fièvre moyenne.

13, les taches se sont élargies, et toute la figure est rouge. Quelques pustules commencent à apparaitre. Les maux de tête et de reins persistent.

14, l'éruption est complètement sortie. Elle est confluente. La figure est gonflée. La gorge est douloureuse. On y constate de la rougeur et du gonflement des amygdales. On cautérise avec une solution de nitrate d'argent. On étend sur la figure du mucilage de graine de lin. 15, même état. 16. Les pustules s'élargissent, le mal de gorge est un peu moins fort. Gonflement du tissu cellulaire sous cutané du cou en avant. On prescrit un gargarisme aluminé. La fièvre est tombée. Le malade peut avaler du bouillon. 17, amélioration, on constate un commencement de dessiccation.

18 novembre, même état. Convalescence et guérison vers la fin du mois.

Observation 18.

B.... A...., âgée de 24 ans. Entrée le 15 novembre 1869.

Affection mentale. — Monomanie religieuse.

Dans la nuit du 7 au 8 novembre, cette femme, qui accusait un léger malaise les jours précédents, fut prise de frissons et de douleurs de tête. 8, rien de particulier. 9, manifestation de symptômes plus graves. La malade n'a pas dormi de la nuit. Elle se plaint beaucoup de la tête, des jambes et des reins. La face est rouge et les yeux larmoyants. Fièvre intense. Constipation. Coliques. Langue recouverte d'un enduit blanchâtre. On prescrit une purgation et le soir des synapismes.

10 et 11, l'embarras gastrique a diminué. Les autres symptômes restent les mêmes. 12, apparition des taches sur la figure gonflée ; elles forment un masque rouge, uniforme. Sur le reste du corps elles forment des ilots Fièvre toujours très-forte. Vomissement bilieux. Mal de gorge. Cautérisation des amygdales et de l'arrière-gorge avec le nitrate d'argent. Tisane d'orge tiède. 13, les pustules se sont formées. Elles sont petites, rapprochées et présentent tous les caractères qui leur sont propres. La fièvre continue. Le mal de tête est toujours violent. La gorge toujours douloureuse. Tisane tiède. Gargarisme aluminé.

14, mêmes symptômes ; le soir, le ventre est balonné. Quelques coliques. Lavement huileux. 15. le traitement a dégagé les intestins. La nuit a été un peu peu plus calme. Les pustules se sont élargies. On badigeonne la figure avec un mucilage de lin.

16, les pustules se sont réunies par place et forment de longues plaques sur la figure. On peut constater le même phénomène sur diverses parties du corps. Toujours de la fièvre. La malade s'affecte beaucoup. 17, même état. 18 , délire dans la nuit. Du 17 au 18 , la malade a écorché un grand nombre de pustules. Toujours très-affectée, elle se plaint de souffrir beaucoup de la tête et de la gorge. On continue le gargarisme.

On badigeonne fréquemment la figure. Le 20, les poumons s'engouent, se remplissent rapidement d'écume bronchique, et cette malade meurt par asphyxie.

Durée de l'épidémie.

L'épidémie a débuté à l'asile de Niort le 10 octobre 1870 et s'est terminée le 15 décembre de la même année.

Peu de jours après le début, l'épidémie a atteint son maximum d'intensité qui s'est maintenu jusqu'à la fin.

Le 15 décembre, en effet, l'épidémie s'est terminée par un décès et n'a pas eu de période décroissante.

Recherches cadavériques.

Il a été impossible de faire aucune autopsie pendant l'épidémie.

Traitement.

Le traitement a été, dans la plupart des cas, d'une extrême simplicité, et peut se résumer ainsi : Précautions hygiéniques, purgatif au début, diète, boissons légèrement sudorifiques, cautérisation des pustules de la gorge, onctions variées sur la face dans le but d'éviter les cicatrices.

Chiffre de la population.

Le mouvement de la population de l'établissement peut se résumer comme il suit :

Aliénés existant le 1er janvier 1870. . .	334
Personnel	60
Admissions.	76
Radiations	92
Population totale au 31 décembre 1870.	428

Le nombre 428, représentant la population totale en 1870, est inférieure à la moyenne habituelle, les radiations ayant été très-nombreuses, et les admissions plus rares qu'en temps ordinaire.

Niort, le 6 avril 1871.

F. LAGARDELLE.

INFLUENCE

DES ÉVÈNEMENTS DE 1870-1871

SUR L'ALIÉNATION MENTALE

Ces malades, admis pour la première fois, appartiennent à plusieurs départements. La Seine et la Vienne en ont fourni un assez grand nombre. Nous reproduisons, dans le tableau suivant, le nombre de malades appartenant exclusivement au département des Deux-Sèvres.

ANNÉES.	ADMIS pour la première fois			COMBIEN POUR EXCÈS alcooliques.			MALADES des deux sexes admis pour la première fois.		
	hommes.	femmes.	deux sexes.	hommes.	femmes.	deux sexes.	hommes.	femmes.	deux sexes.
1856	39	21	60	4	»	4	21	4	25
1857	29	27	56	2	1	3	20	20	40
1858	112	76	188	1	»	1	26	16	42
1859	70	59	129	3	2	5	24	32	56
1860	64	63	127	2	1	3	29	26	55
1861	35	14	49	1	»	1	26	14	40
1862	36	27	63	3	»	3	29	19	48
1863	35	28	63	2	»	2	25	22	47
1864	21	32	53	3	»	3	19	27	46
1865	19	25	44	2	1	3	14	19	33
1866	35	30	65	4	2	6	32	26	58
1867	31	28	59	2	»	2	21	25	46
1868	40	33	73	10	»	10	32	26	58
1869	35	31	66	5	1	6	23	21	44
1870	27	22	49	7	2	9	12	16	28

DU 1er JUILLET 1869 AU 30 JUIN 1870

Admissions (Tableau A)

MOIS.	ADMIS pour LA PREMIÈRE FOIS.			RÉINTÉGRÉS A L'ASILE.		
	hommes.	femmes.	deux sexes.	hommes.	femmes.	deux sexes.
Juillet	1	1	2	1	»	1
Août	4	6	10	»	2	2
Septembre	4	1	5	»	1	1
Octobre	1	»	1	»	1	1
Novembre	2	»	2	3	1	4
Decembre	14	2	16	1	1	2
Janvier	4	1	5	»	2	2
Fevrier	3	»	3	»	1	1
Mars	5	4	9	»	»	»
Avril	4	4	8	1	1	2
Mai	3	1	4	»	1	1
Juin	10	6	16	»	»	»
Total	55	26	31	6	11	17

DU 1er JUILLET 1870 AU 30 JUIN 1871

Admissions (Tableau B)

MOIS.	ADMIS pour la première fois			RÉINTÉGRÉS.			SUITE D'ÉVÈNEMENTS.		
	hommes.	femmes	deux sexes.	hommes.	femmes.	deux sexes.	hommes.	femmes.	deux sexes.
Juillet	4	1	5	2	»	2	1	»	1
Août	2	1	3	»	»	»	1	»	1
Septembre	3	2	5	»	1	1	1	»	1
Octobre	3	1	4	»	»	»	2	1	3
Novembre	2	»	2	»	2	2	1	»	1
Décembre	»	1	1	1	»	1	»	1	1
Janvier	2	3	5	2	1	3	1	»	1
Février	»	3	3	»	»	»	»	1	1
Mars	3	1	4	»	»	»	1	»	1
Avril	4	2	6	1	»	1	»	»	»
Mai	4	2	6	1	»	1	1	»	1
Juin	6	2	8	»	»	»	»	1	1
Total	33	19	52	7	4	11	9	4	13

Ces deux tableaux A et B nécessitent des explications qui doivent donner aux chiffres qu'ils renferment leur véritable valeur morale. S'il n'est pas permis de demander à la statistique autre chose que ce qu'elle peut donner, au moins doit-elle, lorsqu'on l'interroge, ne pas être en contradiction avec les données de la science et les convictions de la raison. Le chiffre, quelqu'éloquent qu'il soit, doit s'incliner devant le fait accompli, qui à son tour cède le pas à la cause dont le principe et le mode d'action ne sauraient être dans tous les cas mesurés avec quelque exactitude.

Il est assez facile de faire dire à la statistique à peu près ce que l'on veut ; et il arrive parfois qu'au lieu d'aider puissamment à la recherche de la vérité, elle sert à la propagation de l'erreur. Les opinions les plus diverses s'appuient également sur ses chiffres qui, malgré leur inflexibilité, sont assez complaisants pour ne contredire personne.

C'est ainsi qu'il y a peu de temps encore on nous a démontré, chiffres en main, que les pénibles événements des années 1870-1871, n'ont exercé aucune influence sur la détermination de la folie. Cette fois, la statistique plus complaisante que d'habitude, a forcé la démonstration, et il en est résulté que l'influence des événements avait été favorable, puisque pendant ces jours néfastes, le nombre des aliénés admis dans les asiles avait été moindre qu'à aucune autre époque. Ce même résultat que nous signalons se trouve consigné dans nos tableaux. Ainsi, du 1er juillet 1869 au 30 juin 1870, il a été admis pour la première fois 81 malades dont il faut déduire 19 envoyés par le département de la Vienne, il en reste donc 62; et il n'en est entré que 52, c'est-à-dire 10 de moins du 1er juillet 1870 au 31 juin 1871. Cette statistique nous fait constater le même résultat que celle dont on s'est servi pour soutenir une thèse absolument contraire à nos convictions.

Nous admettons volontiers que les événements qui ont si profondément troublé la France en si peu de temps sont la cause première, essentielle de cette diminution dans la population des asiles d'aliénés; mais lorsqu'on veut en conclure que s'il est entré moins d'aliénés dans cette période, c'est qu'il y en avait moins, nous dirons que c'est parce qu'on y pensait moins, et que le nombre habituel s'est accru en réalité de tous ceux dont la raison a succombé sous le poids de causes morales si nombreuses, si variables et si puissantes.

Les Préfets de la défense nationale avaient bien autre chose à faire et à penser qu'au placement des aliénés dans les asiles. Les préoccupations de tous les esprits à une époque si troublée sont les seules causes qu'il soit permis d'invoquer pour expliquer cette diminution qui à notre avis n'est que passagère. Si la tranquillité dont nous avons tant besoin dure selon nos désirs et nos croyances, nous ne tarderons pas à voir la population des asiles augmenter et nous n'en concluerons pas que le calme est une cause de folie.

Dans cette dernière période du 1er juillet 1870 au 30 juin 1871, 9 hommes sur 33 et 4 femmes sur 19 nous paraissent avoir subi l'influence des événements. Cette proportion de 27 hommes et de 21 femmes pour cent est très-remarquable, mais il est nécessaire ici comme ailleurs, comme dans la plupart des statistiques médicales, d'établir sa valeur morale que les faits seuls peuvent faire ressortir.

Observation 1re.

Le 25 juillet 1879, on conduit à l'asile le nommé B... H..., âgé de 23 ans, marié, maréchal, d'un tempérament lymphatico-nerveux, d'une constitution débile et portant sur sa physionomie l'expression habituelle du délire aigu généralisé. Cet homme avant l'explosion de sa maladie était d'un caractère doux et montrait beaucoup d'affection à tous les membres de sa famille ; son grand père maternel a été atteint d'aliénation mentale vers l'âge de 35 ans, et une de ses sœurs a montré pendant 3 ans tous les symptômes d'une folie histérique grave.

Au moment du tirage au sort, ce jeune homme a fait des excès qui l'ont rendu insouciant et sans goût pour le travail. Le médecin de la famille attribue les causes de cette affection à des fatigues jointes à un épuisement des forces, d'où une langueur excessive, des palpitations nerveuses, une hypocondrie manifeste. Des contrariétés d'argent qui sont survenues ont donné à la maladie un caractère plus sérieux ; à partir de ce moment, en effet, il s'est montré péniblement affecté de l'idée fixe qu'il était poitrinaire.

Vers le 15 juillet, la maladie a changé dans sa forme, sa marche et surtout ses manifestations. Le délire s'est généralisé en se transformant et a montré une acuité en rapport avec les hallucinations incessantes, ayant trait le plus souvent à des pensées de combat, de départ. Aussi se levait-il pendant la nuit, il allait dans les champs et rentrait souvent avec des idées de suicide et d'homicide.

Dans notre certificat de 24 heures, nous déclarons ce qui suit : Le nommé B... est atteint de lypémanie mélancolique à une période aiguë ; cette affection, quoique curable, est d'une gravité qui nécessite de grands ménagements et une surveillance de tous les instants.

Quinze jours après, l'état mental de ce malade s'était sensiblement amélioré, la mélancolie était moins profonde et la santé générale meilleure. Dans son délire, ce malade montrait un mélange de craintes, d'appréhensions, de déterminations bien accusées, du désir de montrer son courage ; les hallucinations qu'il éprouvait, en rapport avec ces divers sentiments, produisaient chez lui, tantôt un état de prostration, tantôt une réaction contraire, pendant laquelle il manifestait sa volonté et même une certaine énergie.

Ce malade a suivi son traitement avec la plus grande régularité ; sa santé physique et morale s'est consolidée peu à peu, et le 31 mars 1871, il a pu être rendu à sa famille dans un état mental très-satisfaisant.

Ce malade avait une prédisposition héréditaire bien manifeste, et son affection a débuté longtemps avant cette période que nous voulons suivre pas à pas pour en retirer quelqu'enseignement ; nous devons cependant remarquer que la maladie s'est déclarée au moment du tirage au sort.

Lorsque la France apprend ses premiers désastres, le délire de ce malade change tout-à-coup, prend une forme nouvelle et s'unit dans ses manifestations aux idées dominantes du moment, aux événements qui se produisent.

Les événements ne sont pas la cause de la folie de cet homme, mais ils ont joué un rôle évident dans la détermination de cet état aigü de l'affection et dans les conceptions délirantes qui l'ont caractérisé.

Observation 2.

Le nommé G..... âgé de 34 ans, marié, chiffonnier, d'un tempérament lymphatique, d'une bonne constitution, entre à l'asile le 24 août, en proie à un délire maniaque des mieux accusés.

Son médecin ordinaire déclare dans son certificat que l'impossibilité de remplacer comme soldat, paraît avoir déterminé, il y a huit jours, cette aliénation mentale.

Le délire est aigü, généralisé, caractérisé par des illusions pathologiques, des hallucinations de l'ouïe et des idées de guerre qui le dominent exclusivement.

L'excitation maniaque des premiers jours s'est calmée et il est survenu cet état chronique fâcheux dont le pronostic peu favorable se trouve en ce moment aggravé par la diffusion des idées et l'incohérence des actes.

Observation 3.

D...., 70 ans, marié, forte constitution, tempérament nervoso-sanguin ; ex-capitaine de pompiers, entré à l'asile le 19 septembre 1870, avec tous les symptômes d'une paralysie générale progressive à marche extrêmement rapide. Ce malade est très-agité, entend continuellement des coups de feu, crie contre les Prussiens qui vont, dit-il, arriver, vocifère des commandements, il ne dort pas et se nourrit fort mal. L'agitation se calme pendant le mois de novembre à la suite d'une congestion cérébrale qui pendant quelques jours avait donné les plus sérieuses inquiétudes. Une tranquillité relative persistant assez longtemps, ce malade est repris par sa famille le 20 janvier 1871. Depuis, il a succombé à la suite d'escharres grangréneux du sacrum et des membres inférieurs.

Observation 4.

Le 22 septembre 1870, la nommée P...., 54 ans, mariée, instruite, bien élevée, tempérament nerveux, constitution délicate, est conduite à l'asile de Niort, en proie à une manie aiguë grave. Le certificat du médecin de la famille nous donne les renseignements suivants :

Le père de la malade existe encore, mais la mère est morte de congestion cérébrale. Madame P.... a été frappée douloureusement de la défaite de Sédan, et l'état actuel a commencé à cette époque. Délire constant, fonctions digestives bien conservées. Voracité et gloutonnerie n'existant pas antérieurement. Pas de sommeil. Impossibilité de fixer l'attention de la malade. Pas d'intermittence dans les accidents. La malade a tenté de se jeter par la fenêtre, elle essaie de mordre et frappe les personnes qui l'entourent. Dès son entrée, cette malade refuse toute espèce d'aliments ; son délire est général, aigu, d'une violence extrême et ne cesse ni le jour, ni la nuit. Elle est nourrie à la sonde pendant près de deux mois, après lesquels elle se décide à manger un peu.

L'agitation avait notablement diminué, le sommeil semblait vouloir revenir, lorsque le 28 janvier 1871, cette malade succombe presque subitement à une congestion cérébrale.

Observation 5.

Le 3 octobre 1870, J...., âgé de 22 ans, tempérament lymphatico-nerveux, bonne constitution, célibataire, est conduit à l'asile de Niort, accompagné d'un certificat médical déclarant que cet homme est atteint de manie aiguë, résultat de la peur de faire partie de la garde mobile. Ce malade est en proie à un délire diffus, incohérent, avec illusions personnelles et hallucinations de l'ouïe qui ne lui permettent pas de rester un instant en place. Le calme s'établit peu à peu, le délire s'efface progressivement, la raison fortement ébranlée se consolide et ce jeune homme sort guéri de l'établissement le 17 avril 1871.

Observation 6

Le 5 octobre 1870, la nommée B...., âgée de 43 ans, mariée, d'un tempérament nerveux, d'une faible constitution, est conduite à l'asile d'aliénés de Niort, en proie à un délire aigu des plus violents.

Cette femme, autrefois bonne travailleuse, très-économe et très-sobre a été si vivement impressionnée par les événements qu'elle a cru qu'elle allait manquer du nécessaire, faute de travail. Elle insulte et menace toutes les personnes qu'elle voit et ne parle sans cesse que d'amasser de l'argent.

Le certificat d'admission est ainsi conçu :

La nommée B.... est atteinte d'un délire général aigu avec illusions et hallucinations incessantes et une agitation extrême.

Quinze jours après, nous constatons que cette malade est toujours très-agitée, qu'elle est déjà fatiguée, et que si son délire aigu persiste encore quelque temps sans amendement, la santé générale peut être gravement atteinte.

Rien n'a pu calmer cette malheureuse femme qui succombe au marasme nerveux le 31 mars 1871.

Observation 7.

Le 6 octobre 1870, le nommé L.... est conduit à l'asile de Niort, accompagné d'un certificat rédigé par son médecin ordinaire.

Certificat. — L...., âgé de 43 ans, marié, vigneron, catholique, d'un tempérament sanguin et d'une bonne constitution ; habitudes régulières, sobre, travailleur, économe.

Cet homme a été vivement impressionné par les événements actuels, il a craint de perdre une partie de son petit avoir placé dans les fonds publics.

La maladie a débuté, il y a un mois environ, perte de sommeil absolue, conceptions délirantes, hallucinations, idées de grandeur, violences quand on le contrarie, menaces d'incendie.

Diagnostic : Manie aiguë ; pronostic grave ; traitement mis en usage : saignée de 30 grammes le 30 septembre.

Le certificat d'admission rédigé le 7 octobre déclare que L... est atteint de manie aiguë grave avec hallucinations nombreuses et violentes et impulsions instinctives dangereuses.

Le certificat de quinzaine constate que le nommé L... est toujours extrêmement agité ; ce malade s'affaiblit visiblement, et si cet état persiste, nous avons lieu de craindre une altération organique grave des enveloppes du cerveau.

Nous n'obtenons aucun amendement et ce malade succombe le 27 décembre 1870.

Tandis que du 1er juillet au 22 septembre exclusivement, trois seulement des malades admis ont subi d'une façon plus ou moins directe l'influence des événements; du 22 septembre à la fin d'octobre, nous en rencontrons quatre violemment atteints, dont trois frappés de mort.

Observation 8.

Le 26 novembre 1870, N... 35 ans, célibataire, garde mobilisé, tempérament sanguin, forte constitution, arrive à l'asile d'aliénés avec l'idée fixe qu'il va être exécuté. Il voulait bien se battre, mais puisqu'il a manqué à son devoir sans savoir expliquer pourquoi, on l'a condamné à mort et il veut être fusillé. Ce malade ne dort pas, mange peu et veut suivre toutes les personnes qu'il voit, parce qu'il est convaincu qu'on vient le chercher pour le mettre à mort, et il demande à en finir puisqu'il n'a pas su mériter de se battre pour son pays ; on ne doit pas lui laisser attendre plus longtemps l'effet de sa condamnation.

Nous faisons travailler ce malade, sans toutefois cesser de l'observer d'une manière spéciale, et nous voyons son délire restreint céder peu à peu, si bien que le 22 mars 1871, il est rendu à sa famille dans un état mental très-satisfaisant.

Observation 9.

Le 10 janvier 1871, N... B..., âgé de 56 ans, d'un tempérament nervoso-sanguin et d'une forte constitution, entre à l'asile avec un délire aiguë généralisé, des idées de suicide, des illusions personnelles, des hallucinations de l'ouïe, et des impulsions instinctives. Ce malade, vivement impressionné par les événements, ne cesse de dire que sa fortune et sa famille, tout est perdu. Peu de temps après son entrée, il est atteint de l'épidémie qui a fait à cette époque un nombre considérable de victimes. La variole est confluente et affecte le caractère phlegmoneux ; sa forte constitution lui permet de résister et il guérit à la fois de sa maladie épidémique et de son affection mentale. Il sort le 27 avril 1871.

Observation 10.

Le 6 février 1871, la nommée H..., âgée de 37 ans, d'un tempérament nerveux, d'une forte constitution, entre à l'asile d'aliénés dans un état d'agitation extrême.

Le médecin ordinaire de cette malade déclare dans son certificat ce qui suit : La nommée N... a une nièce qui l'année dernière a subi un traitement à l'asile d'aliénés ; elle était peu expansive et aimait beaucoup la solitude.

La cause de la maladie actuelle paraît être un profond chagrin qu'elle ressent depuis deux mois, époque à laquelle elle s'est vue séparée d'un fils unique que le sort a appelé à la guerre.

Cette malade toujours très-agitée, succombe le 19 mars à un érésypèle phlegmoneux.

Observation 11.

Le 5 mars 1871 L... J..., âgé de 22 ans, militaire, est conduit à l'asile dans un état des plus graves. Ce malheureux est atteint de délirium-trémens compliqué de pleuro-pneumonie.

L'affection pulmonaire retarde un peu la guérison de l'alcoolisme aigu; cependant une amélioration sérieuse ne tarde pas à se montrer; et cet homme sera guéri le 10 août 1871.

Nous plaçons cette observation parmi celles de nos malades qui ont subi de près ou de loin l'influence des événements; parce qu'il nous a paru que cet alcoolisme était surtout le résultat des conditions spéciales dans lesquelles cet homme a vécu.

Observation 12.

Le 25 mai 1871, on conduit à l'asile d'aliénés le nommé P... G..., âgé de 20 ans, atteint de délire diffus avec excitation maniaque.

Le médecin traitant a rédigé le certificat suivant:

G... d'un tempérament nerveux, d'une constitution sèche, d'un caractère difficile, a eu la variole il y a 3 ans; n'a jamais fait d'excès alcooliques; un de ses descendants s'adonnait à l'ivrognerie et la mère est morte aliénée.

C'est depuis le dernier conseil de révision (ayant été jugé propre au service) qu'il a présenté les premiers signes de la maladie actuelle; il a voulu se jeter dans un four, dans une mare; son sommeil est très-agité, il crie, il chante.

Il y a intermittence dans les phénomènes morbides;

a quelques moments lucides. Parfois, il entre en fureur, fait des menaces et deviendrait facilement dangereux.

Ce malade s'est calmé assez rapidement, mais son affection ayant une tendance marquée à la chronicité, nous laisse peu d'espoir de guérison.

Observation 13.

Le 28 juin, on conduit à l'asile la fille B..., âgée de 24 ans, atteinte d'une folie puerpuérale survenue à la suite d'un accouchement difficile et de chagrin d'être abandonnée de son amant parti comme soldat.

Observations 14 et 15.

Depuis le 1er juillet 1871, deux des malades entrés à l'asile ont été atteints de folie sous l'influence des événements de la guerre.

L'un, Mme H... a éprouvé un si violent chagrin de ne pas recevoir des n uvelles de son fils prisonnier, qu'elle a montré dès le mois de décembre tous les symptômes d'une Lypémanie grave.

L'autre, officier, a quitté son poste pour se rendre chez ses parents, auxquels il a annoncé qu'il était prophète et possédait tous les secrets. Le cerveau de ce dernier malade nous donne les plus sérieuses inquiétudes.

Tel est le résumé sommaire et impartial des faits qui nous ont paru dignes d'être notés, comme ayant quelques rapports éloignés ou immédiats avec les causes morales si variables que violentes, nées des pénibles événements que nous venons de traverser et dont nous subissons encore de fâcheux effets.

ETAT des chiffres de la population des aliénés de la Providence de Niort, au 1er janvier 1870, 1871 et 1872.

ANNÉES.	HOMMES.	FEMMES.	DEUX SEXES.	OBSERVATIONS
1870...........	189	195	384	
1871...........	188	181	369	
1872...........	179	174	353	

ETAT des aliénés admis pour la première fois et par récidive, du 1er juillet au 31 décembre 1871, avec indication si c'est par suite des événements de la guerre.

MOIS.	PREMIÈRE FOIS.			PAR RÉCIDIVE.			SUITE des événements de la guerre.		
	hommes.	femmes.	deux sexes.	hommes.	femmes.	deux sexes.	hommes.	femmes.	deux sexes.
Juillet....................	3	4	7	»	»	»	1	»	1
Août......................	4	1	5	»	1	1	»	»	»
Septembre................	1	3	4	»	4	4	1	1	2
Octobre..................	2	2	4	1	2	3	»	»	»
Novembre................	1	»	1	2	»	2	»	»	»
Décembre................	4	»	4	1	»	1	»	»	»
TOTAL........	15	10	25	4	7	11	2	1	3

Deux des trois malades atteints depuis le 1er juillet 1871, sous l'influence des événements de la guerre, sont signalés dans les observations 14 et 15 des renseignements sur les aliénés entrés du 1er janvier au 1er juillet 1871.

Je reproduis quelques notes concernant ces deux malades, et j'y ajoute l'observation résumée du troisième.

Observation 1re.

(Voir observations 14 et 15). M. P...., 35 ans, lieutenant au 91e de ligne, tempérament bilioso-nerveux, constitution délicate. Après le siége et avant la Commune a quitté son corps. à Paris, étant de garde, sans prévenir personne. Le médecin major appelé à l'examiner déclare que ce malade, qui se dit prophète, et a menacé de mort les personnes qui l'entourent, est dans un état mental assez grave pour nécessiter d'urgence son placement dans un asile d'aliénés.

M. P.... est conduit à l'asile le 26 juillet 1871, il se dit prophète, il connaît l'avenir et veut sauver le monde ; son délire se généralise, sa mémoire est gravement atteinte, sa face est vultueuse et la parole legèrement embarrassée.

Depuis son entrée, grâce au traitement qu'il a suivi jusqu'à ce jour (liqueur de Péarsonn isolement), il est assez calme, se nourrit bien, tandis qu'autrefois il ne prenait qu'un peu de pain, refusant obstinément toute autre nourriture ; sa santé physique s'est notablement consolidée, mais sa mémoire est toujours dans le même état.

Observation 2.

(Voir observations 14 et 15). Mme H...., 58 ans, tempérament nervoso-sanguin, bonne constitution ; a deux enfants qu'elle a admirablement élevés et qu'elle aime par-dessus tout. L'un d'eux, parti comme capitaine de mobiles, est fait prisonnier et cesse pendant quelque temps de donner de ses nouvelles. Mme H.... croit son fils perdu, pleure, se désole, perd le sommeil et l'appétit; ses sentiments affectueux sont douloureusement impressionnés, et sa raison, autrefois si solide, ne peut résister à ses chagrins ; son fils est mort, son mari et son autre fils vont être mis en prison, elle-même est condamnée à mourir, sa maison va être incendiée, elle est possédée du démon. Elle ne doit rien prendre, car elle va être empoisonnée ainsi que sa famille. Le retour de son fils, tous les soins affectueux dont on l'entoure ne font qu'accroître son délire.

Tous ces symptômes se produisaient au mois de janvier 1871, et cette malade n'est conduite à l'asile que le 30 septembre, alors que tout espoir était perdu. Malgré la gravité de cette affection et la perte d'un temps précieux, nous avons pu, grâce à un traitement rigoureusement appliqué, obtenir la guérison complète à la fin de décembre.

Observation 3.

Le nommé C...., 26 ans, tempérament sanguin, bonne constitution, a fait la campagne ; il a été atteint après la cessation des hostilités, d'une monomanie homicide, qui nécessite la plus grande surveillance. Ce malade a perdu deux de ses frères au service et a fait, après son retour, des excès de boissons qui ont coïncidé avec le début de son délire. Il a présenté quelque temps avant son entrée à l'établissement un état congestif qui a nécessité l'application de sangsues. Depuis son entrée, ce malade est calme, mais son délire, qui s'est généralisé, affecte une forme chronique peu rassurante sur l'issue de son affection.

—

Renseignements concernant la production et la consommation de boissons fermentées pendant les années 1848, 1849, 1858, 1859, 1868 et 1869.

DÉSIGNATION des BOISSONS.	ANNÉES					
	1848.	1849.	1858.	1859.	1868.	1869.
PRODUCTIONS AGRICOLES.	hect.	hect.	hect.	hect.	hect.	hect.
Vins	270,800	191,183	528,429	297,779	221,153	573,746
Cidres	»	»	»	574	525	199
PRODUCTIONS MIXTES.						
Alcool de vin	»	»	623	1,207	1,002	1.283
Alcool de grains	»	»	1,884	3,785	508	80
Alcool de betteraves	»	»	2,332	2,017	8,239	5,129
Bières	3,454	6,870	13,293	12,109	8,625	8,956
CONSOMMATION DANS LES DÉBITS.						
Vins	28,830	96,400	70,900	77,300	87,800	88,300
Cidres	»	2	10	36	57	29
Bières	»	»	»	»	»	»
Alcools	473	1,350	1,886	2,153	3,104	3,097

www.ingramcontent.com/pod-product-compliance
Ingram Content Group UK Ltd.
Pitfield, Milton Keynes, MK11 3LW, UK
UKHW012300240726
13966UKWH00004B/1509

9 782011 789815